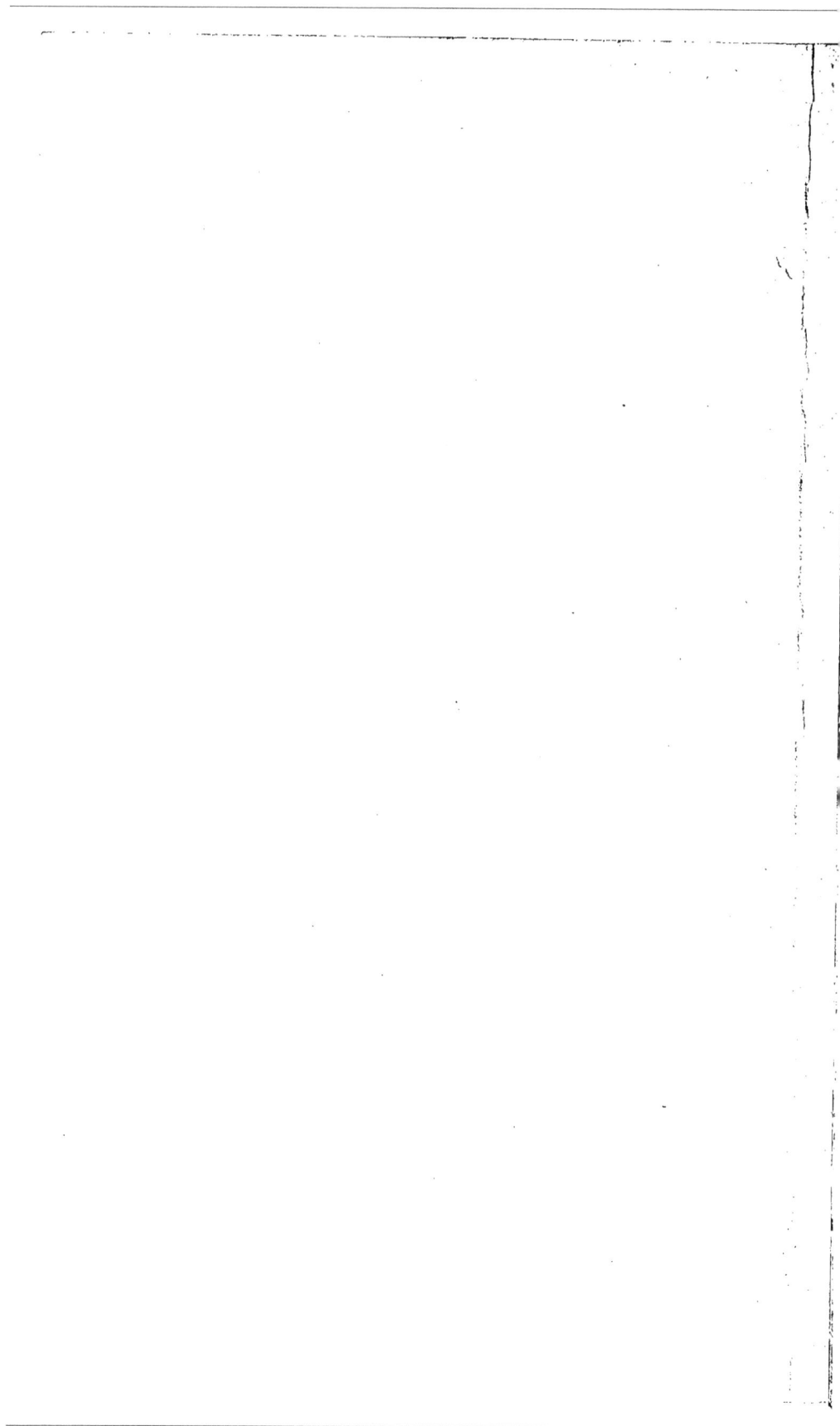

PUBLICATIONS DE LA SOCIÉTÉ FRANÇAISE D'HYGIÈNE

DÉCORATION SANS POISON

DES

# JOUETS EN CAOUTCHOUC

PAR DES PEINTURES A L'HUILE

INOFFENSIVES

PROCÉDÉ

**De M. Eugène TURPIN.**

SUIVI D'UNE

NOTE SUR L'EOSINE ET LA FLUORESCÉINE

PAR

## M. CAHOURS

(de l'Institut)

∽∿∽

PARIS

V. A. DELAHAYE ET Cᵉ. LIBRAIRES-ÉDITEURS

PLACE DE L'ECOLE-DE-MÉDECINE

—

1878

# PUBLICATIONS DE LA SOCIÉTÉ FRANÇAISE D'HYGIÈNE

D<sup>r</sup> DE PIETRA SANTA. — *Société française d'hygiène*, sa raison d'être, son but, son avenir ; conférence faite le 25 mai 1877, dans la salle du boulevard des Capucines, brochure in-8 de 35 pages.

M. C. TOLLET. — La réforme du casernement, réduction de la mortalité dans l'armée française, les bains-douches ; conférence faite le 12 octobre 1877, dans la salle de la Société d'encouragement pour l'Industrie nationale, br. in-8 de 24 pages.

PLACIDE COULY. — Participation de la Société française d'hygiène à l'exposition et congrès de Leamington ; Organisation des secours publics à Paris, br. in-8 de 12 pages.

D<sup>r</sup> S.-E. MAURIN. — Rapport des lois et des mœurs avec la population ; conférence faite le 12 octobre 1877, dans la salle de la Société d'encouragement pour l'industrie nationale, in-8 de 24 pages.

A. HOULÈS. — Le choléra, études et souvenirs, in-8 de 16 pages.

Ch. TERRIER. — Étude sur les égouts de Londres, de Bruxelles et de Paris. Brochure in-8 de 35 pages

PUBLICATION DE LA SOCIÉTÉ FRANÇAISE D'HYGIÈNE.

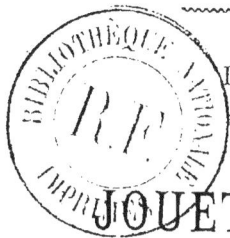

DÉCORATION SANS POISON

D E S

# JOUETS EN CAOUTCHOUC

PAR DES PEINTURES A L'HUILE
INOFFENSIVES

PROCÉDÉ
**De M. Eugène TURPIN.**

SUIVI D'UNE

## NOTE SUR L'EOSINE ET LA FLUORESCÉINE

PAR

# M. CAHOURS
(de l'Institut)

## PARIS

V. A. DELAHAYE ET Cᵉ, LIBRAIRES-ÉDITEURS
place de l'École-de-Médecine.

1878

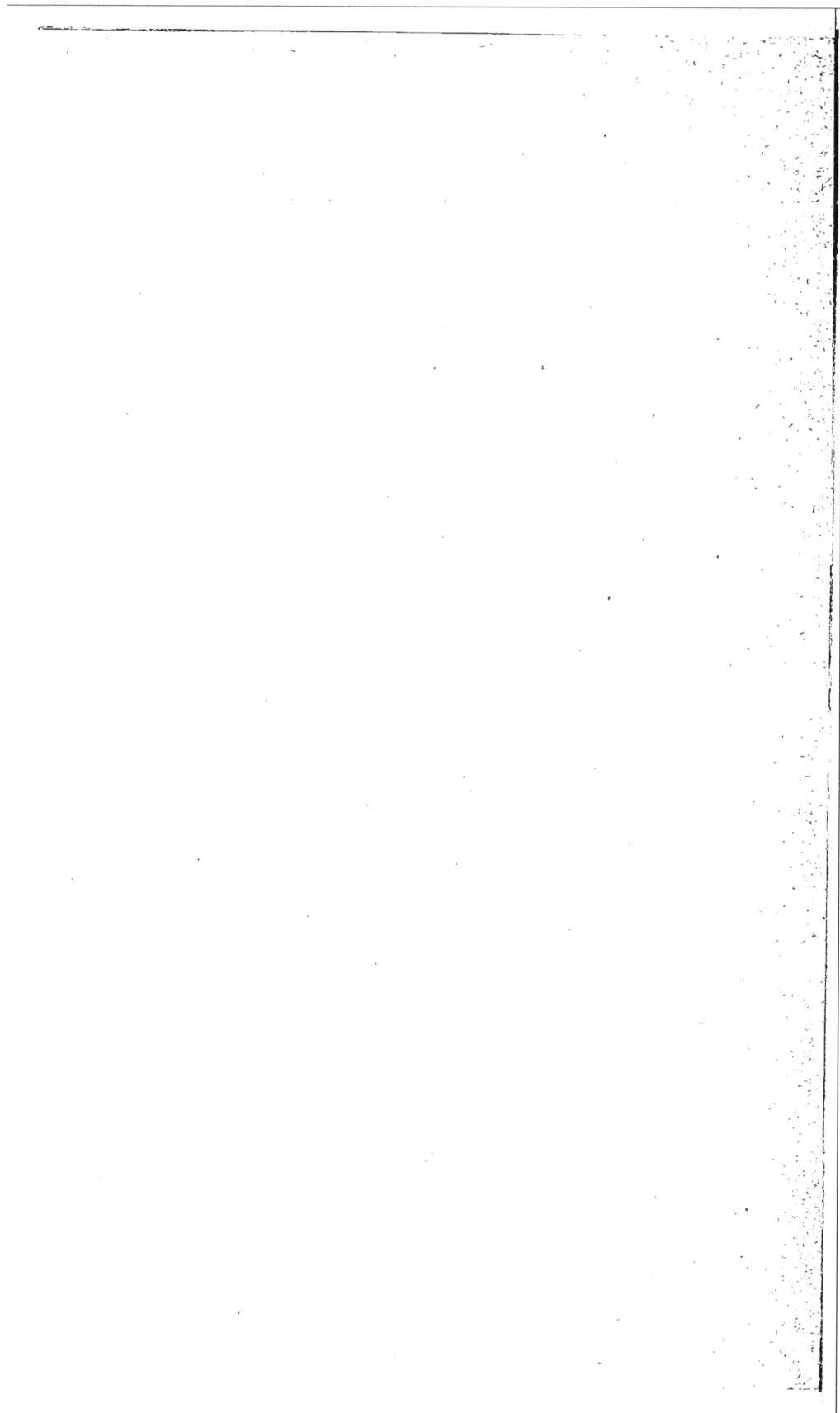

# AVANT-PROPOS.

(Extrait du Compte rendu du secrétariat de la Société
française d'hygiène.)

Dans la deuxième quinzaine de mars, nous recevions de notre Président, M. Chevallier, la lettre ci-jointe :

Vous savez, mon cher de Pietra-Santa, que depuis longtemps j'ai signalé les dangers déterminés par les jouets d'enfants.

Je vois avec bonheur que M. E. Turpin est parvenu à préparer des couleurs salubres pour les jouets. Je me suis assuré par moi-même de l'exactitude des choses.

Je vous envoie en communication plusieurs documents importants, en y joignant quelques échantillons de jouets en caoutchouc vulcanisé.

Agréez, etc.

Signé : A. CHEVALLIER,

Membre de l'Académie de médecine.

Après avoir très-soigneusement étudié la question, nous nous sommes rendus dans la fabrique de la rue de Charonne.

M. E. Turpin, que nous avons le plaisir de compter parmi les nouveaux membres de la Société, nous a fourni très-gracieusement tous les renseignements désirables, et nous ne doutons pas que vous ne réserviez à sa communication vos plus sympathiques félicitations. Elles seront d'ailleurs l'écho de celles qui lui ont été adressées au premier étage, dans la grande salle de la Société d'encouragement pour l'industrie nationale.

# HYGIÈNE PUBLIQUE ET INDUSTRIELLE

## DÉCORATION DES JOUETS EN CAOUTCHOUC PAR DES PEINTURES A L'HUILE SANS POISON (1).

*Suppression des couleurs toxiques (à bases de plomb, de mercure, de cuivre et d'arsenic) employées pour cet usage tant en France qu'a l'étranger.*

Nous avons fait connaître à plusieurs reprises les accidents et les dangers inhérents à l'usage journalier de certaines colorations plus ou moins toxiques, soit au point de vue purement industriel, soit au point de vue de l'hygiène alimentaire et de l'hygiène publique.

Nous sommes aujourd'hui très-heureux de mettre en relief, dans leurs moindres détails, les procédés imaginés par M. Eug. Turpin, et appliqués par lui, dans l'une de ces importantes fabriques qui sont l'honneur et la gloire de l'industrie parisienne.

Les hauts témoignages d'intérêt et d'encouragement accordés à cette découverte par l'Académie des sciences, par le Comité consultatif d'hygiène publique de France, par la Société d'encouragement pour l'industrie nationale, par notre vénéré maître, M. A. Chevallier qui a suivi les recherches à toutes ses étapes succesives de perfectionnement, nous dispensent ici de toute autre formule d'éloges ou de félicitations.

Jusqu'à ces derniers temps, les jouets d'enfant, quelle que fût leur nature, ont toujours été peints avec des substances éminemment délétères telles que l'arsénite de cuivre, le minium, la mine orange, la cérus, le sulfure de mercure (vermillon) et le chromate de plomb.

Toutes ces belles couleurs, vertes, jaunes, oran-

---

(1) Extrait des numéros 82 et 83 du *Journal d'Hygiène,* moniteur officiel de la société.

gées, etc., sont demandées à des agents toxiques, et l'on peut même ajouter qu'ils sont prodigués sans mesure sur tous les jouets d'enfants. Effectivement il n'en existe aucun sur lesquels l'on ne rencontre des poisons sous la forme de peintures qui sont même le plus souvent à l'eau sur les joujoux en bois ou en carton.

Qui pourrait dire le nombre des victimes ignorées? qui pourrait énumérer les cas innombrables où la santé des enfants s'est trouvée gravement altérée, sans que l'observation clinique ait pu déterminer la cause véritable des accidents?

L'industrie des jouets qui fait à Paris la base d'un commerce très-important vient encore d'être considérablement accrue par la fabrication particulière des jouets en caoutchouc; malgré que cette dernière soit encore dans l'enfance, elle est représentée sur le marché par des objets et spécimens remarquablement beaux.

Les jouets en caoutchouc prennent chaque jour une extension nouvelle par cela même que leur souplesse les rend moins aptes à blesser les enfants, comme cela se présentait sans cesse pour les jouets en métal et en bois; ces derniers devenaient par leur rigidité une cause permanente d'accidents graves.

Au point de vue de la décoration, les jouets en caoutchouc offraient le plus de difficultés; car leur souplesse, l'imperméabilité de la matière, et la richesse du coloris exigent des couleurs solides ne pouvant être employées qu'à l'huile ou au vernis gras.

M. le professeur Chevallier, dans un rapport lu à l'Académie de médecine (20 juin 1861) et dans une note publiée en 1874 (in *Annales d'hygiène*) avait examiné la question de savoir « quels seraient les moyens pratiques les plus certains pour appliquer sur les jouets en bois ou en métal, ces couleurs vénéneuses de manière à ce qu'elles ne nuisent pas ou qu'elles nuisent le moins possible à la santé des enfants; » d'ordinaire ceux-ci les portent à leur bouche, les sucent parfois, imprégnant ainsi leur salive d'une substance toxique.

Dans l'état actuel de la science, ces couleurs ne pouvant être remplacées, le Conseil d'hygiène et de salubrité de la Seine avait sagement conseillé de recouvrir sur les susdits jouets en bois, en carton ou en métal, la couche de peinture à la colle d'un vernis gras exempt de tout danger.

C'était là évidemment un progrès réel, mais la substance toxique n'en existait pas moins encore sur le jouet lui-même. Parfois, aussi, le vernis gras ne recouvrait pas exactement dans quelques interstices la couche de peinture.

D'ailleurs, on ne connaissait aucun rouge ou orangé n'offensif pouvant remplacer les rouges ou orangés vénéneux.

Les blancs employés avaient pour base la céruse, les bleus contenaient souvent du cuivre, et les verts se trouvaient constitués par un arsénite de cuivre ou par un mélange de chromate de plomb et de bleu de Prusse.

Sur les jouets en caoutchouc, les conditions ne se trouvent plus les mêmes ; le vernis gras est insuffisant pour annihiler l'effet de substances aussi délétères et les couches de peinture se détachent de leur surface et interstices avec la plus grande facilité. Ce résultat est la conséquence naturelle de la souplesse, de l'élasticité, de l'imperméabilité et de l'extensibilité du caoutchouc vulcanisé.

En outre, par les mouvements répétés et l'usage journalier, la peinture s'écaille, se pulvérise et se détache à l'état de poussière plus ou mons fine, que l'enfant peut absorber aisément et qu'il absorbe inévitablement.

De là la nécessité de peindre à l'huile, de là aussi la nécessité de remplacer tous les principes toxiques employés jusqu'ici, et qui pouvaient jusqu'à un certain point être considérés comme étant sans dangers, sur les autres genres de jouets, lorsque les couleurs vénéneuses étaient recouvertes d'un vernis gras.

A la suite d'une observation attentive et de recherches persévérantes, M. Eug. Turpin a eu la bonne chance de signaler *ces nouvelles causes spéciales de danger*, et de découvrir en même temps les conditions qui révélaient la solution pratique du problème à savoir : « *appliquer sur le caoutchouc des couleurs à l'huile complètement inoffensives.* »

Les obstacles sérieux et les difficultés sans nombre ont été surmontés par une série de recherches et d'essais aussi ingénieux que précis.

Parmi les couleurs inoffensives déjà connues, quelques-unes seules pouvaient être employées à l'huile. Toutes les principales (rouge, orangés, jaunes-orangés, etc.), manquaient absolument.

C'est à l'eosine et à la fluorescéine que M. Turpin a demandé l'importante solution ; moyennant leur emploi et leur combinaison variée, il a pu reproduire toutes les colorations rouges, oranges, jaunes, etc., indispensables pour remplacer les vermillons de mercure, les minium et mine-oranges de plomb, les chromates de plomb.

En résumé, M. Turpin a non-seulement inventé et trouvé de nouvelles couleurs, mais il a fait connaître des produits parfaitement inoffensifs pouvant remplacer dans une peinture à l'huile des couleurs jusqu'ici chargées de substances toxiques. Même à l'aide de ces produits nouveaux et de divers autres, il a réussi à reproduire approximativement avec des couleurs sans traces de poison, la table chromatique de M. Chevreul. Finalement, il a composé une série de tubes représentant les 72 couleurs génératrices non dégradées.

Grâce à ces travaux, il nous est permis de constater avec la plus grande satisfaction que les jouets en caoutchouc vulcanisé seront désormais les plus inoffensifs de tous les jouets mis dans les mains des enfants même en bas âge.

A l'appui de ces considérations, nous transcrirons ci-après trois documents officiels importants.

I. La note insérée au compte rendu de l'Académie des sciences ;

II. Le rapport de M. J. Rochard adopté par le Comité consultatif ;

III. La présentation et l'appréciation du Comité de chimie de la Société d'encouragement.

## I

COMPTES-RENDUS HEBDOMADAIRES DES SÉANCES DE L'ACADÉMIE DES SCIENCES (Séance du 17 décembre 1877).
(*Extrait du mémoire de* M. TURPIN *sur l'emploi des laques d'éosine et de fluorescine pour la préparation des peintures décoratives sans poison, présenté par* M. WURTZ.)

Une solution d'éosine potassique ou sodique du commerce traitée par un acide, donne un précipité d'acide éosique, insoluble dans l'eau. Ce précipité, lavé jusqu'à ce que l'eau commence à se colorer en rose, est insoluble dans l'hydrate d'oxyde de zinc et forme ainsi une laque très-riche (éosinate de zinc) qui peut varier depuis le rose jusqu'au rouge foncé (teinte vermillon), suivant la quantité d'acide éosique employée.

L'acide éosique, dissous dans une solution de carbonate de soude et précipité par l'alun de potasse, donne également une laque très-riche. Ces laques résistent à une température relativement élevée et aux émanations sulfureuses. Elles peuvent être employées à la coloration, dans la masse, des caoutchoucs vulcanisés, car elles résistent parfaitement au degré de température requis pour la vulcanisation, et au dégagement d'hydrogène sulfuré qui a lieu pendant cette action. Les teintes obtenues par ces laques sont, dans ce cas, incomparablement plus belles que les teintes obtenues par le sulfure de mercure (vermillon) et le sulfure d'antimoine seuls employés jusqu'à ce jour. Appliquées à la peinture, elles peuvent facilement remplacer les vermillons, et ont sur ceux-ci l'avantage d'être absolument inoffensives.

La fluorescéine pure forme également avec l'hydrate d'oxyde de zinc une laque jaune. Employées conjointement, l'éosine et la fluorescéine donnent des laques capables de remplacer les rouges et oranges de plomb (minium, mine orange, etc.) suivant la prépondérance de l'un ou de l'autre produit.

Le chromate de zinc, étant traité par une solution potassique d'éosine, si l'on met l'acide éosique en liberté par une addition d'alun, on obtient par l'évaporation, à siccité du produit, des laques remarquables par la fraîcheur des teintes, qui peuvent varier depuis le jaune pâle jusqu'au rouge le plus vif. Ces laques peuvent remplacer avantageusement à tous les points de vue, les chromates de plomb si nombreux, si différents dans leurs teintes et si vénéneux. Ces produits, bien qu'attaquables à l'eau peuvent être employés avantageusement en peinture, car ils sont absolument indécomposables par les huiles et les essences, conviennent parfaitement et sont d'un bas prix de revient (1).

## II

Comité consultatif d'hygiène publique de France.
Hygiène industrielle et professionnelle.
(*Extrait du Rapport sur les jouets en caoutchouc vulcanisé combiné avec l'oxyde de zinc et sur les dangers qu'ils peuvent présenter.*) Commissaires : MM. Bussy, Dumoustier, de Frédilly, Fauvel, Wurtz et

(M. J. Rochard, rapporteur.)

La Commission a invité tous les fabricants de jouets à lui envoyer des échantillons de leurs produits revêtus des couleurs dont ils ont l'habitude de se servir.

Ces industriels se sont empressés de répondre à notre appel ; l'un d'eux, M. Turpin, a joint à son envoi, un

---

(1) Voir plus bas la note de M. A. Cahours.

mémoire dans lequel il s'attache à établir que les couleurs dont il se sert sont parfaitement inoffensives, il a mis la Commission à même de s'en assurer en lui soumettant des échantillons de toutes les matières colorantes qu'il emploie dans sa fabrication.

M. le professeur Wurtz a bien voulu se charger d'analyser tous ces produits, et il a obtenu les résultats suivants :

La composition qui forme la base des jouets incriminés et dont la formule est indiquée dans le mémoire de M. Turpin ne renferme que du caoutchouc, du carbonate de chaux, du soufre et de l'oxyde de zinc, ce dernier complètement exempt d'arsenic.

Les matières colorantes employées par M. Turpin, et dont il a soumis des échantillons à la Commission, *ne enferment aucun principe toxique.*

1° La couleur blanche est du blanc de zinc employé à l'huile cuite.

2° Le bleu, le violet bleu, le violet rouge sont faits avec de l'outremer artificiel.

3° Le vert n° 1, dit vert Victoria, est de l'oxyde vert de chrôme avec des traces de chromate de potasse; le vert n° 2 est du vert d'outremer.

4° Le bronze argent est de l'étain pur.

5° Le rouge n° 1 est de la laque d'éosine à base de magnésie ou de zinc; le rouge n° 2 est du carmin de cochenille.

6° Le jaune est du chromate de magnésie ou de zinc.

7° Les tons grisâtres sont obtenus à l'aide de noir de fumée ou de la terre de Sienne.

Pas une de ces substances n'est vénéneuse, *mais il n'en est pas de même de celles qui ont servi à la décoration des jouets livrés par les autres fabricants.*

Elles ont donné à l'analyse les résultats suivants :

1° Le jaune est du jaune de chrôme ou chromate de plomb.

2° Le rouge est du vermillon ou sulfure de mercure.

3° Le bleu est du bleu de Prusse, c'est-à-dire du cyanure de fer.

4° Le vert est un vert composé à base de bleu de Prusse, mais certains objets sont colorés avec le vert de Scheele ou arsénite de cuivre.

5° Le gris n'est que de la céruse ou carbonate de plomb rebattu par du noire de fumée, quatre de ces substances sont vénéneuses: le vermillon, le jaune de chrôme, la céruse, et surtout le vert de Scheele.

En conséquence, votre commission a l'honneur de vous proposer d'adresser la réponse suivante à la question posée par M. le ministre de l'agriculture et du commerce.

« Le caoutchouc combiné avec l'oxyde de zinc et vulcanisé est complétement inoffensif ; les jouets dans lesquels cette composition entre seule, ne peuvent amener d'accidents d'aucune sorte, même chez les enfants' du premier âge, et les craintes manifestées à cet égard par les journaux Allemands, ne reposent sur aucun fondement.

Il n'en est pas de même des jouets colorés.

Des substances toxiques sont employées pour leur décoration par certains fabricants; le vermillon, le jaune de chrôme, la céruse, le vert de Scheele sont dans ce cas. Ces matières colorantes ne sauraient être tolérées dans une industrie, dont les produits sont destinés à être mis entre les mains des enfants.

La Commission est d'avis qu'il y aurait lieu d'interdire l'emploi, par mesures administratives, en invitant les fabricants à ne recourir qu'à des substances inoffensives telles que celles qui ont été énumérées dans le courant de ce rapport.

Signé : ROCHARD, BUSSY, FAUVEL.

Adopté par le Conseil, dans sa séance du 7 mai 1877.

Le Président. Signé : A. TARDIEU.

Le Secrétaire : PROUST.

## III,

BULLETIN DE LA SOCIÉTÉ D'ENCOURAGEMENT POUR L'INDUSTRIE NATIONALE.

(Séance du 26 Décembre 1877.)

COULEURS INOFFENSIVES. — *M. Turpin* fait présenter par *M. Cloéz* des couleurs diverses, qui peuvent être employées à l'huile ou au vernis et à la gouache, dont la plupart peuvent même être mises en pâte avec le caoutchouc, parce qu'elles résistent à la température à laquelle cette substance est préparée, et qui sont complétement inoffensives, parce qu'elles ne renferment aucun élément toxique. Ces couleurs sont plus spécialement destinées à la peinture ou à la décoration des jouets et autres objets à mettre entre les mains des enfants de tout âge.

M. *Cloez* montre que, par diverses compositions, M. *Turpin* a formé une collection complète de toutes les couleurs nécessaires pour remplir en entier la table chromatique de M. Chevreul. Un tableau exposé devant l'assemblée montre la dégradation de toutes ces teintes de manière à former un cercle complet nuancé, et une tablette qui y est jointe donne, dans des tubes fermés, la série des 72 matières colorantes qui composent cette gamme.

Les principales parmi ces couleurs sont tirées de l'éosine ou de la fluorescéine. Elles fournissent des laques, avec l'hydrate d'oxyde de zinc, qui ont des nuances très-riches. L'éosinate de zinc donne des laques variant depuis le rose tendre jusqu'au rose rouge foncé (teinte vermillon). Les laques tirées du chromate de zinc et d'une solution potassique d'éosine sont remarquables par la fraîcheur de leur teinte, qui peut varier depuis le jaune pâle jusqu'au rouge le plus vif.

La fluorescéine, traitée de la même manière, donne des laques d'un beau jaune et, par un emploi convenable du mélange de ces deux corps, on obtient des laques très-brillantes qui sont incomparablement plus belles que les couleurs obtenues avec le vermillon, le minium, la mine orange ou les chromates de plomb.

Ces couleurs sont complètement inoffensives. Elles peuvent être employées en peinture, parce qu'elles sont inattaquables par l'huile ou par le vernis. M. *Turpin* s'en sert maintenant pour décorer des plus riches couleurs des joujoux en caoutchouc pour les enfants de tout âge.

Elles ont l'avantage précieux de ne pouvoir donner lieu à aucun accident, *tandis qu'il est impossible de trouver, dans le commerce, un seul joujou colorié qui ne contienne pas de matières toxiques ou, du moins nuisibles à la santé.*

Le rapport du comité des arts chimiques, sur la fabrication des jouets d'enfants en caoutchouc vulcanisé, a été rédigé par M. Cloez, examinateur de chimie à l'école Polytechnique.

M. Turpin ayant substitué aux couleurs ordinaires dont on se servait, une série de couleurs vives et graduées, mais parfaitement inoffensives pour les enfants, ce qui est bien à considérer, le conseil, propose de couronner ce progrès par une médaille de platine.

Avant de terminer cette étude nous devons signaler aussi les efforts incessants faits par M. A. Chevallier pour obtenir des industriels Parisiens, la mise en pratique de procédés analogues de colorations dans la fabrication si importante des papiers peints.

Les résultats obtenus jusqu'ici permettent d'espérer de ce chef, dans un délai peu lointain au progrès réel et permanent.

Enfin, nous terminerons en rappelant qu'à la suite de ces travaux et sur la présentation de notre très-honorable Président, M. Chevallier et de M. le Dr de Pietra Santa, M. Eug. Turpin a été nommé membre titulaire de la Société française d'Hygiène.

Signé : Dr DE PIETRA SANTA.

## Note sur la fluorescéine et sur l'éosine.

M. Ad. Bœyer a fait voir dans un travail des plus inté-
ressants, que par l'action réciproque de l'anhydride phtalique (acide phtalique anhydre) et des phénols mono, di
et triatomiques, il se produisait des matières colorantes
cristallines ou amorphes dont la teinture tire un parti fort
avantageux. La formation de ces produits auxquels il a
donné le nom de *phtaléines*, est accompagnée de l'élimi-
nation d'un, de deux ou de trois molécules d'eau, suivant
que le phénol mis en expérience est mono, di ou tria-
tomique.

Je me bornerai à donner ici une description très-som-
maire de l'une de ces matières, la *fluorescéine*, ainsi que
de son dérivé brômé, l'*éosine*.

La fluorescéine qui tire son nom de la belle fluores-
cence verte et tout à fait caractéristique que possède sa
dissolution ammoniacale, s'obtient lorsqu'on fait agir à
chaud l'anhydride phtalique sur la résorcine, phénol dia-
tomique. Le produit de la réaction dissous dans l'alcool
s'en sépare lorsqu'on y ajoute de l'eau sous la forme d'un
précipité jaune floconneux. Cette matière teint la soie et
la laine en jaune sans l'intervention d'aucun mordant.
Traitée par l'ammoniaque et la poudre de zinc, elle se
transforme par hydrogénation en une matière incolore,
la *fluorescéine*. La solution aqueuse très-étendue de cette
dernière devient d'un vert opaque par réflexion lorsqu'on
lui ajoute quelques gouttes d'une solution de permenga-
nate de potasse par suite de la régénération de la fluorescéine.

La formation de la fluorescéine s'explique facilement
au moyen de l'équation suivante :

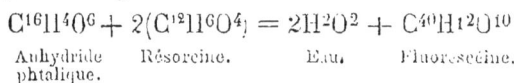

$$C^{16}H^4O^6 + 2(C^{12}H^6O^4) = 2H^2O^2 + C^{40}H^{12}O^{10}$$

Anhydride   Résorcine.   Eau.   Fluorescéine.
phtalique.

L'*éosine*, qui tire son nom du mot grec εως (aurore) est le dérivé tetrabromé de la fluorescéine. Sa composition est par suite représentée par la formule :

$$C^{40}H^8Br^4O^{10}$$

On l'obtient très-facilement en ajoutant du brôme goutte à goutte à la solution acétique de la fluorescéine. Elle se sépare de cette liqueur par addition d'eau sous la forme d'une poudre rougeâtre présentant en certains points des surfaces d'un beau vert à reflets métalliques ; l'alcool et l'éther la dissolvent ainsi que l'acide acétique cristallisable. Elle se sépare de cette dernière dissolution sous la forme de prismes assez nets.

L'éosine est un acide bibasique assez énergique. Elle forme avec la potasse, la soude, la chaux et la baryte des combinaisons cristallisées, cette dernière se sépare en beaux cristaux.

Les sels de plomb et d'argent sont amorphes. Elle se dissout dans l'ammoniaque ainsi que dans les lessives étendues de potasse et de soude, en produisant une coloration d'un beau rouge grenat.

On peut remplacer, soit dans la fluorescéine, soit dans l'éosine, une ou plusieurs molécules d'hydrogène, soit par de la vapeur nitreuse, soit par des radicaux d'alcools ou d'acides. Les produits de substitution ainsi obtenus, qui sont tous colorés, pourront peut-être aussi trouver d'utiles applications dans la teinture,

A. Cahours (de l'Institut).

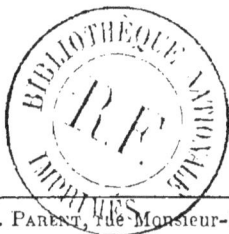

Paris. — Typ. A. Parent, rue Monsieur-le-Prince, 31.

# JOURNAL D'HYGIÈNE

## CLIMATOLOGIE

### EAUX MINÉRALES, STATIONS HIVERNALES ET MARITIMES, ÉPIDÉMIOLOGIE

Bulletin des Conseils d'Hygiène et de Salubrité

PUBLIÉ PAR

## LE Dr PROSPER DE PIETRA SANTA

Inspecteur des eaux minérales du département de la Seine.

Le Journal paraît tous les Jeudis.

Prix de l'Abonnement : France et Algérie : **20** fr.

Étranger : **22** fr. par an.

Bureau du Journal : 173, boulevard Haussmann, à Paris.

Paris. — Typ. A. PARENT. rue Monsieur-le-Prince, 29-31.